Ängste Ade mit MET

Einführung in die energetische Psychologie

Die energetische Psychologie ist ein junges und schnell wachsendes Feld, das sich mit der Verbindung zwischen emotionalen, mentalen und körperlichen Prozessen beschäftigt. Es basiert auf der Idee, dass negative Gedanken und Emotionen die Energie im Körper beeinträchtigen können und dass dies Auswirkungen auf die mentale und körperliche Gesundheit hat. Durch die Anwendung von Techniken wie Akupressur und Klopfen soll das Energiesystem im Körper wieder ins Gleichgewicht gebracht werden, was zu einer Verbesserung der emotionalen und mentalen Gesundheit führen kann.

Energetische Psychologie ist eng verwandt mit der Traditionellen Chinesischen Medizin (TCM) und der Akupunktur. Es nutzt die gleiche Vorstellung von Energiebahnen im Körper, die als Meridiane bezeichnet werden, um die Gesundheit zu unterstützen. Im Gegensatz zur Akupunktur, die Nadeln verwendet, nutzt die energetische Psychologie eine Vielzahl von Techniken wie Klopfen, Berühren, Dehnen und Stimulieren von bestimmten Punkten entlang dieser Meridiane.

Energetische Psychologie kann helfen, eine Vielzahl von Problemen anzugehen, darunter Stress, Angst, Trauma, Abhängigkeiten und Beziehungsprobleme. Es wird oft als Ergänzung zu traditionellen

Therapieformen eingesetzt und hat in vielen Fällen gezeigt, dass es schneller und tiefgreifender Linderung bringen kann als traditionelle Methoden allein.

Obwohl die energetische Psychologie noch immer ein junges und schnell entwickelndes Feld ist, wird es immer mehr als wissenschaftlich anerkannt und hat in zahlreiche Studien gezeigt, dass es effektiv ist. Es gibt jedoch auch Kritiker, die argumentieren, dass weitere Studien erforderlich sind, um die Wirksamkeit der Techniken zu bestätigen.

In jedem Fall, die energetische Psychologie bietet eine vielversprechende Möglichkeit, mentale und körperliche Gesundheit zu verbessern und es ist wichtig, es als eine mögliche Therapieoption in Betracht zu ziehen. Es ist wichtig, dass man sich immer von einem qualifizierten und erfahrenen Therapeuten behandeln lässt, und dass man sich gründlich über die Techniken und ihre Wirksamkeit informiert, bevor man sich dafür entscheidet. Es ist auch wichtig, dass man die Techniken in Verbindung mit anderen Therapieformen und einem gesunden Lebensstil anwendet, um die bestmöglichen Ergebnisse zu erzielen. Insgesamt bietet die energetische Psychologie eine vielversprechende Möglichkeit, mentale und körperliche Gesundheit zu verbessern.

Der Zusammenhang zwischen Emotionen

und körperlicher Gesundheit

Es ist allgemein bekannt, dass Emotionen und körperliche Gesundheit eng miteinander verbunden sind. Emotionen wie Angst, Wut, Trauer und Stress können sich auf den Körper auswirken und zu einer Vielzahl von körperlichen Beschwerden führen. Diese können von leichten Beschwerden wie Kopfschmerzen und Magenbeschwerden bis hin zu schwerwiegenderen Erkrankungen wie Herz-Kreislauf-Erkrankungen und Autoimmunerkrankungen reichen.

Eine der wichtigsten Erkenntnisse der modernen Medizin ist die Tatsache, dass Stress ein wichtiger Faktor bei der Entstehung von vielen Erkrankungen ist. Stress kann die Immunität beeinträchtigen und das Risiko für Herz-Kreislauf-Erkrankungen, Autoimmunerkrankungen, Schlafstörungen und sogar bestimmte Krebsarten erhöhen.

Es gibt eine Vielzahl von Mechanismen, die erklären, wie Emotionen die körperliche Gesundheit beeinflussen. Einer der wichtigsten ist der sogenannte "Stressreaktionskreislauf". Dieser beginnt mit einer stressauslösenden Situation, die das limbische System, den Teil des Gehirns, der für Emotionen und Verhaltensweisen verantwortlich ist, aktiviert. Das limbische System sendet dann Signale an die Hypophyse und die Nebennieren, die Stresshormone wie Adrenalin und Cortisol ausschütten. Diese Hormone bereiten den Körper auf "Flucht oder Kampf" vor und erhöhen Herzfrequenz, Blutdruck und Atemfrequenz.

Wenn dieser Stressreaktionskreislauf jedoch über einen längeren Zeitraum aktiv bleibt, kann er zu körperlichen Beschwerden führen. Chronischer Stress kann zu einer erhöhten Anfälligkeit für Infektionen, Herz-Kreislauf-Erkrankungen und sogar zu Autoimmunerkrankungen führen. Es kann auch die körperliche Gesundheit beeinträchtigen, indem es die Durchblutung beeinträchtigt, die Muskeln und das Skelett schädigt und sogar die kognitive Funktion beeinträchtigt.

Was ist die MET-Klopftechnik?

Die MET-Klopftechnik nach Rainer Franke ist eine einzigartige und innovative Methode, die auf der Akupressur basiert und die Verwendung von Klopfbewegungen an bestimmten Akupunkturpunkten kombiniert, um negative Emotionen und Gedanken zu verarbeiten und aufzulösen. Die Technik wurde von dem deutschen Therapeuten Rainer Franke entwickelt und hat sich seitdem als besonders wirksam bei der Behandlung von Angststörungen, Stress, Depressionen und anderen emotionalen Problemen erwiesen.

Ein besonderer Fokus der MET-Klopftechnik nach Rainer Franke liegt darauf, die tieferliegenden emotionalen und mentalen Prozesse zu identifizieren, die körperliche Symptome verursachen. Durch die Verwendung von spezifischen

Fragen und Aufforderungen kann der Therapeut die Emotionen und Gedanken erfassen, die das aktuelle Problem verursachen und diese dann durch das Klopfen an bestimmten Akupressurpunkten auflösen.

Die MET-Klopftechnik nach Rainer Franke ist sehr flexibel und kann für eine Vielzahl von emotionalen und körperlichen Beschwerden angewendet werden. Es hat sich bei Patienten mit Angststörungen, Stress, Depressionen, Schmerzen, Schlafstörungen und sogar körperlichen Beschwerden wie Migräne oder Rückenschmerzen als wirksam erwiesen.

Wie kann die MET-Klopftechnik bei

verschiedenen Arten von Ängsten helfen?

Die MET-Klopftechnik hat sich als wirksame Methode bei der Behandlung von Angststörungen erwiesen. Es gibt verschiedene Arten von Angststörungen, die durch die Technik behandelt werden können, wie z.B. Generalisierte Angststörung, Panikstörung, Soziale Angststörung, Posttraumatische Belastungsstörung (PTBS) und Zwangsstörungen.

1. Generalisierte Angststörung (GAS): GAS ist eine Angststörung, bei der eine Person über einen längeren Zeitraum hinweg übermäßig besorgt ist und sich Sorgen über

alltägliche Dinge macht, die
normalerweise keine Angst
auslösen. Die MET-Klopftechnik
kann helfen, indem sie die
Emotionen und Gedanken, die
die Angst auslösen, identifiziert
und verarbeitet. Durch das
Klopfen an bestimmten
Akupressurpunkten wird die
Energie im Körper stimuliert und
Blockaden, die durch negative
Emotionen verursacht werden,
können aufgelöst werden.

2. Panikstörung: Eine Panikstörung
    ist eine Angststörung, bei der
    eine Person plötzlich und
    unerwartet Panikattacken hat.
    Die MET-Klopftechnik kann
    helfen, indem sie die Emotionen
    und Gedanken, die die
    Panikattacken auslösen,
    identifiziert und verarbeitet.
    Durch das Klopfen an
    bestimmten Akupressurpunkten

wird die Energie im Körper stimuliert und Blockaden, die durch negative Emotionen verursacht werden, können aufgelöst werden.

3. Soziale Angststörung: Eine Soziale Angststörung ist eine Angststörung, bei der eine Person übermäßige Angst oder Angst davor hat, in sozialen Situationen oder vor anderen Menschen zu sein. Die MET-Klopftechnik kann helfen, indem sie die Emotionen und Gedanken, die die Angst auslösen, identifiziert und verarbeitet. Durch das Klopfen an bestimmten Akupressurpunkten wird die Energie im Körper stimuliert und Blockaden, die durch negative Emotionen verursacht werden, können aufgelöst werden.

4. Posttraumatische
    Belastungsstörung (PTBS):
    PTBS ist eine Angststörung, die
    nach einem traumatischen
    Ereignis auftreten kann. Die
    MET-Klopftechnik kann helfen,
    indem sie die Emotionen und
    Gedanken, die durch das
    Trauma ausgelöst werden,
    identifiziert und verarbeitet.
    Durch das Klopfen an
    bestimmten Akupressurpunkten
    wird die Energie im Körper
    stimuliert und Blockaden, die
    durch negative Emotionen
    verursacht werden, können
    aufgelöst werden.

5. Zwangsstörungen:
    Zwangsstörungen sind
    Angststörungen, bei denen die
    Person unkontrollierbare und
    ständige Gedanken, Bilder oder
    Impulse hat, die sie dazu
    bringen, bestimmte Handlungen

immer wieder zu wiederholen. Die MET-Klopftechnik kann helfen, indem sie die Emotionen und Gedanken, die die Zwänge auslösen, identifiziert und verarbeitet. Durch das Klopfen an bestimmten Akupressurpunkten wird die Energie im Körper stimuliert und Blockaden, die durch negative Emotionen verursacht werden, können aufgelöst werden.

Die Wissenschaft hinter dem Klopfen: Wie es im Körper wirkt

Eine der wissenschaftlichen Theorien, die die Wirkung von Klopftechniken unterstützt, ist die der Neuroplastizität. Dieser Begriff beschreibt die Fähigkeit des Gehirns, sich an Veränderungen in der Umwelt anzupassen und neue neuronale Verbindungen zu bilden. Es wurde gezeigt, dass das Klopfen an bestimmten Akupressurpunkten die Aktivität im präfrontalen Cortex beeinflussen kann, einem Bereich des Gehirns, der mit emotionaler Verarbeitung und Regulierung verbunden ist. Dies kann dazu beitragen, die emotionale Verarbeitung im Gehirn zu verbessern und die Symptome von Angststörungen zu lindern.

Eine weitere wissenschaftliche Theorie, die die Wirkung von Klopftechniken unterstützt, ist die der Akupressur. Akupressur ist eine Form der alternativen Medizin, die auf der Idee basiert, dass es spezielle Punkte auf dem Körper gibt, die durch Druck stimuliert werden können, um Schmerzen zu lindern und die Gesundheit zu verbessern. Es wurde gezeigt, dass das Klopfen an bestimmten Akupressurpunkten die Schmerzempfindlichkeit reduzieren und die Schmerztoleranz erhöhen kann. Es wurde auch gezeigt, dass das Klopfen die Aktivität im parasympathischen Nervensystem beeinflussen kann, was zu einer Entspannung des Körpers und einer Reduktion von Stress führen kann.

Es gibt zahlreiche Studien, die die Wirksamkeit der Klopftechnik untersucht haben. Eine Studie aus dem Jahr 2014, die im Journal of Nervous and Mental Disease veröffentlicht wurde, untersuchte die Wirksamkeit der Klopftechnik bei Menschen mit

posttraumatischen
Belastungsstörungen (PTBS). Die
Studie umfasste 60 Teilnehmer, von
denen die Hälfte die Klopftechnik
erhielt und die andere Hälfte eine
Kontrollbehandlung erhielt. Die
Ergebnisse zeigten, dass die
Teilnehmer, die die Klopftechnik
erhielten, signifikante
Verbesserungen in Bezug auf PTBS-
Symptome, Angst und Depression
aufwiesen im Vergleich zur
Kontrollgruppe.

Wie entstehen Ängste?

Laut der energetischen Psychologie
entstehen Ängste, wenn der
Energiefluss im Körper gestört ist.
Dies kann aufgrund von
emotionalen Traumata, stressigen

Ereignissen oder belastenden Gedanken und Gefühlen geschehen. Diese Ereignisse und Gedanken können Blockaden im Energiefluss des Körpers verursachen, die sich als Ängste manifestieren.

Die energetische Psychologie geht davon aus, dass emotionale Probleme oder Traumata im Körper manifestiert werden und dass die Veränderung von Energieflüssen im Körper helfen kann, diese Probleme zu lösen. Ängste werden oft als Reaktion auf belastende Erfahrungen und Gedanken betrachtet, die dazu führen, dass sich Energiestau im Körper bildet und dadurch Ängste entstehen.

Es ist auch davon ausgegangen, dass Ängste manchmal auf eine Dysregulation des Nervensystems und spezifischen Bereichen des Gehirns zurückzuführen sein können. Es gibt auch andere Erklärungen, die Ängste als Ergebnis von genetischen, biologischen oder Umweltfaktoren, die das limbische System und den Hormonhaushalt beeinflussen, beschreiben. Energetische Psychologie ist eine alternative Erklärung, die jedoch nicht von allen Psychologen und Wissenschaftlern anerkannt wird.

Liste der häufigsten Ängste der Menschen

- Angst vor der Zukunft
- Existenzängste
- Angst den Job zu verlieren
- Angst vor Krankheit
- Angst sich anzustecken
- Höhenangst

- Flugangst
- Platzangst
- Angst vor Hunden
- Angst vor Spinnen
- Prüfungsangst
- Angst vor Versagen
- Angst nicht gut genug zu sein
- Angst vor dem Corona-Virus
- Angst in der Öffentlichkeit zu reden
- Angst vor Einsamkeit
- Angst vor dem Tod
- Soziale Ängste
- Angst davor Fehler zu machen
- Angst vor dem Zahnarzt
- Angst vor Krieg
- Angst vor der Dunkelheit
- Angst vor dem Fahrstuhl fahren
- Angst vor Fischen
- Angst vor Schlangen
- Angst vor der Schule

Warum es wichtig ist unsere Ängste aufzulösen?

Ängste sind ein natürlicher Teil des menschlichen Lebens, jedoch kann es manchmal schwierig sein, damit umzugehen und sie aufzulösen. Es ist jedoch von großer Bedeutung, Ängste aufzulösen, da sie uns in vielerlei Hinsicht einschränken und uns davon abhalten, unser volles Potential zu erreichen.

Zunächst einmal sind Ängste nicht unser natürlicher Zustand. Wir kommen nur mit zwei Ängsten auf die Welt: der Angst vor dem Fallen und der Angst vor lauten Geräuschen. Alle anderen Ängste werden im Laufe des Lebens erworben. Diese Ängste entstehen durch negative Erfahrungen, kulturelle Prägungen und soziale Einflüsse. Sie können uns dazu bringen, bestimmte Verhaltensweisen anzunehmen, die uns davon abhalten, unser volles Potenzial auszuschöpfen.

Ein weiteres Problem mit Ängsten ist, dass sie dazu tendieren, genau das in unser Leben zu ziehen, vor dem wir Angst haben. Wenn wir Angst haben, unseren Job zu verlieren oder krank zu werden, ziehen wir genau das in unser Leben. Dies ist ein Naturgesetz, das auf der Tatsache beruht, dass wir uns die ganze Zeit im morphischen Feld der Angst befinden und unsere Gedanken auf die Angst gerichtet sind. Wenn wir ständig denken "Meine Angst, meinen Job zu verlieren", ist die Wahrscheinlichkeit groß, dass genau das passiert.

Es ist daher von großer Bedeutung, Ängste aufzulösen, da sie uns davon abhalten, unser volles Potential zu erreichen. Durch das Klopfen können wir Ängste auflösen und mehr Vertrauen, Zuversicht und Liebe in unser Leben bringen. Wir werden nicht mehr manipuliert und tun Dinge nicht mehr aus Angst heraus. Indem wir uns von Ängsten befreien, können wir uns auf das konzentrieren, was wirklich wichtig ist im Leben und unsere Träume und Ziele verfolgen.

Die häufigsten Fehler beim Klopfen

1. **Unzureichende Vorbereitung:** Bevor Sie mit der Klopftherapie beginnen, ist es wichtig, dass Sie sich auf das Thema oder Problem konzentrieren, das Sie bearbeiten möchten. Stellen Sie sicher, dass Sie genug Zeit und Ruhe haben, um sich auf die Technik zu konzentrieren.

2. **Unklare Formulierung des Problems:** Es ist wichtig, dass Sie das Problem oder die Emotion, die Sie bearbeiten möchten, klar formulieren. Vermeiden Sie allgemeine Aussagen wie "Ich fühle mich schlecht" und stattdessen spezifischere Aussagen wie "Ich fühle Angst, wenn ich vor Menschen sprechen muss."

3. **Ungenaues Klopfen:** Um die gewünschten Ergebnisse zu erzielen, ist es wichtig, dass Sie die Akupunkturpunkte korrekt klopfen. Stellen Sie sicher, dass

Sie die Punkte mit genug Druck klopfen, um ein angenehmes Gefühl zu erzeugen, aber nicht so stark, dass es unangenehm wird.

4. **Nicht lange genug klopfen:** Eine Sitzung der Klopftherapie sollte für mindestens 20 Minuten durchgeführt werden, um die gewünschten Ergebnisse zu erzielen. Vermeiden Sie es, die Technik nach nur wenigen Minuten abzubrechen, da dies die Wirkung beeinträchtigen kann.

5. **Zu oft oder zu lange klopfen:** Zu viel Klopfen kann genau so schädlich sein, wie zu wenig Klopfen. Es ist wichtig, das richtige Maß zu finden und nicht übermäßig viele Sitzungen durchzuführen oder zu lange auf einmal zu klopfen.

Es gibt noch dazu zu sagen, dass es wichtig ist ausreichend Wasser zu trinken vor und nach dem Klopfen.

Die Klopfpunkte

Punkt 1: Der Augenbrauenpunkt

Der Klopfpunkt am oberen Ende der Augenbraue, ist ein wichtiger Klopfpunkt in der Klopftherapie.

Er befindet sich in der Mitte der Stirn, etwa einen Fingerbreit über dem oberen Rand der Augenbraue.

Der Klopfpunkt wird häufig bei Kopfschmerzen, Migräne, Schwindel, Übelkeit und anderen

Beschwerden im Kopf- und Gesichtsbereich eingesetzt.

Er wird auch als "Thron des Geistes" bezeichnet, da er eine wichtige Rolle bei der Regulierung des Gehirns und des Nervensystems spielt.

Wenn an diesem Punkt geklopft wird, kann es dazu beitragen, die Durchblutung im Kopf- und Gesichtsbereich zu verbessern, die Muskelspannung zu reduzieren und das allgemeine Wohlbefinden zu verbessern.

Punkt 2: Seite des Auges

Der Klopfpunkt an der Seite des Auges ist ein Akupunkturpunkt, der auf dem Gallenblasen-Meridian liegt, einem der Energiemeridiane in der Traditionellen Chinesischen Medizin (TCM).

Der Gallenblasen-Meridian beginnt am inneren Augenwinkel und verläuft entlang der Seite des Kopfes, des Halses und des Oberkörpers bis hinunter zur Leiste.

Dieser Meridian ist für die Regulation von emotionalen Zuständen wie Wut, Entschlossenheit und Durchsetzungskraft verantwortlich und für die Funktion der Galle und Leber.

In der TCM wird der Gallenblasen-Meridian oft bei emotionalen Problemen wie Angst, Wut, Trauma und Depression behandelt, indem Akupunkturpunkte entlang des Meridians stimuliert werden. Klopfen auf den Punkten entlang des Meridians kann helfen, Blockaden im Energiefluss aufzulösen und die Harmonie und

Balance des Körpers und Geistes
wiederherzustellen.

Punkt 3: unterhalb des Auges

Der Magen-Meridian wird in der
TCM mit verschiedenen
Körperfunktionen und
Gesundheitsproblemen in
Verbindung gebracht, wie zum
Beispiel:
- Verdauungsproblemen, wie
  z.B. Übelkeit, Erbrechen,
  Durchfall, Verstopfung und
  Appetitlosigkeit
- Schmerzen im Bauch und in
  der Brust
- Probleme mit dem Hals und
  dem Kopf, wie z.B.
  Schmerzen im Hals und in den
  Kiefergelenken, Migräne und
  Tinnitus

- Probleme mit den Augen, wie
  z.B. Tränenfluss, Schmerzen
  und Entzündungen

Punkt 4: Unterhalb der Nase

Der Meridianpunkt unterhalb der
Nase hat viele verschiedene
Anwendungsmöglichkeiten und wird
verwendet, um verschiedene
Beschwerden im Bereich des
Kopfes, des Halses und des
Gesichts zu behandeln. Einige der
häufigsten Verwendungen sind:

- Migräne und andere
  Schmerzen im Kopfbereich
- Schmerzen und Beschwerden
  im Bereich der Augen und
  Ohren
- Sinusitis und andere
  Atemwegserkrankungen

- Regulierung des Nervensystems und der Atmung

Der Punkt wird auch zur Behandlung von emotionalen Beschwerden wie Angst und Depressionen verwendet. Es wird vermutet, dass die Stimulation dieses Punktes die Aktivität im limbischen System des Gehirns beeinflussen kann, was dazu beitragen kann, emotionale Blockaden aufzulösen.

Punkt 5 unterhalb des Mundes (Kinnpunkt)

Der Zentralmeridian ist verantwortlich für die Kontrolle und Regulation der Körperfunktionen. Er verbindet das Herz und den Geist, und hilft dabei die Harmonie und das Gleichgewicht im Körper und im Geist aufrechtzuerhalten.

Der Zentralmeridian hat eine enge Beziehung zu den Organen Herz und Dünndarm, und ist auch eng verbunden mit der Wirbelsäule, dem Rücken und dem Nacken. Er ist verantwortlich für die Kontrolle der emotionalen und geistigen Gesundheit und wird oft verwendet, um emotionales Trauma, Stress und Angst zu behandeln.

Ein Blockade im Zentralmeridian kann zu Beschwerden wie Schwindel, Schlafstörungen, Herzklopfen, Herz- und Darmproblemen, sowie emotionalen Symptomen wie Angst und Depressionen führen.

Punkte 6: Unterhalb des Schlüsselbeins

Der Nierenmeridian hat eine enge Beziehung zu den Organen Nieren und Blase und ist auch eng verbunden mit den Beinen und dem Rücken.

In der TCM werden Nieren als das Fundament der Gesundheit und des Wohlbefindens angesehen. Sie sind verantwortlich für die Kontrolle der Nierenfunktionen und der Wasserhaushalt im Körper.

Sie helfen auch, die Energiereserven des Körpers zu speichern und aufrechtzuerhalten, und spielen eine wichtige Rolle in der emotionalen und geistigen Gesundheit.

Einige der Funktionen des Nierenmeridians sind:
- Regulierung des Wasserhaushalts im Körper.

- Unterstützung der Nierenfunktionen.
- Kontrolle der Knochenstruktur.
- Unterstützung des Hormonhaushalts.
- Hilfe bei der Kontrolle der Angst und der emotionalen Balance.
- Unterstützung der Fruchtbarkeit.
- Behandlung von Beschwerden wie Nierenproblemen, Blasenproblemen, Rückenschmerzen, Osteoporose und Infertilität.
- Stimulation des Punktes unterhalb des Schlüsselbeins kann dazu beitragen die Nierenfunktionen zu stärken, die Wasserhaushalt zu regulieren, und die Energiereserven zu aufrechterhalten.

Die Klopfpunkte in der Übersicht

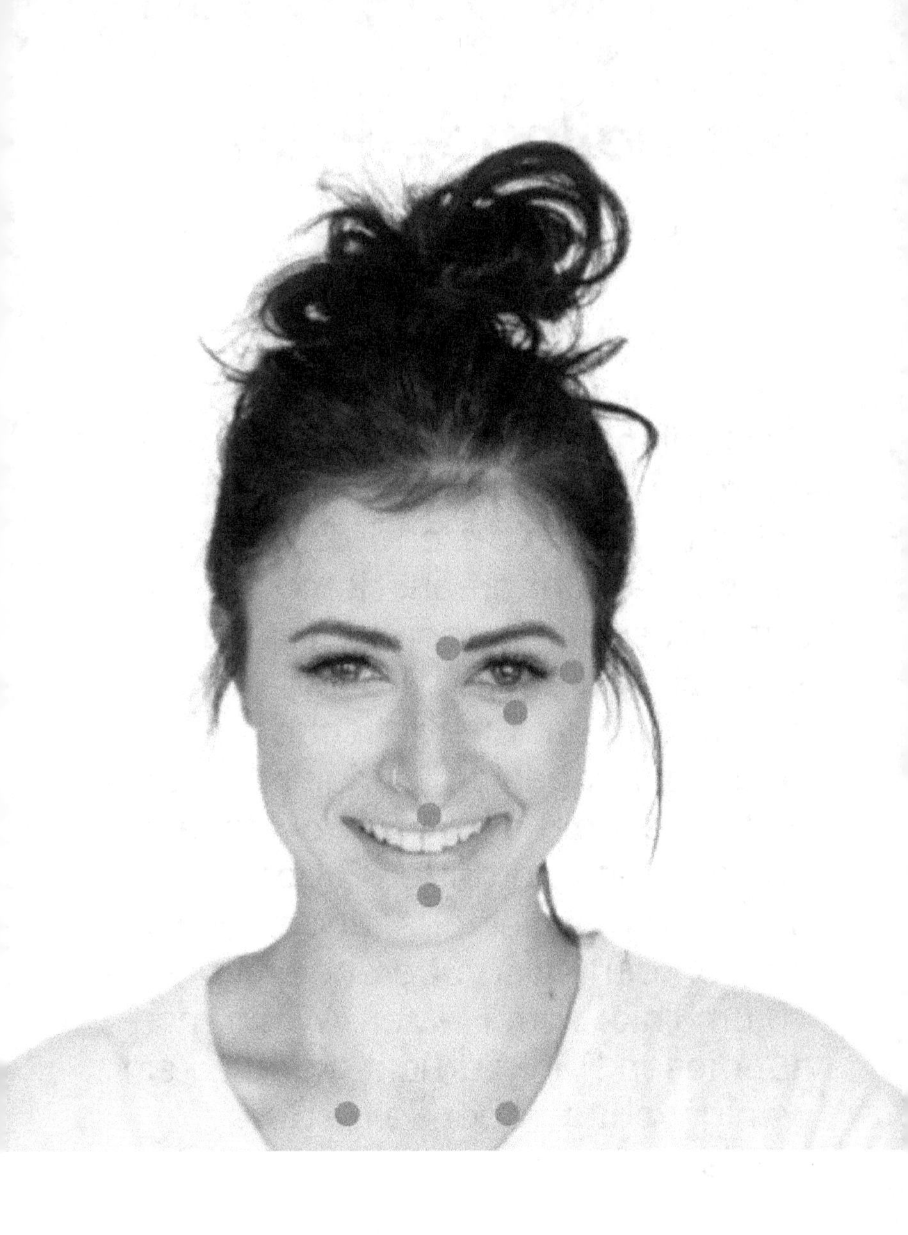

Der heilende Punkt

Der Heilende Punkt, auch als neurolymphatischer Reflexpunkt bekannt, ist ein besonderer Punkt, der von Dr. Chapman, dem Entwickler der Osteopathie, entdeckt wurde. Er wird von uns verwendet, um Energetische Fehlschaltungen zu korrigieren. Der Punkt befindet sich etwa zwischen der zweiten und dritten Rippe oberhalb des Herzens, ungefähr 10 cm von der Halsgrube entfernt und 10 cm links vom Herzen. Wenn man auf diesen Punkt drückt, kann es ein wenig wehtun, aber keine Sorge, das ist normal.

Der Grund, warum es wehtut, ist, dass sich in diesem und anderen neurolymphatischen Reflexpunkten Toxine ansammeln. Wenn man diesen Punkt sanft massiert, kann man diese Toxine lösen und die kristallinen Verbindungen, die sich dort abgesetzt haben, auflösen. Um dies zu tun, legen Sie einfach Ihre Hand auf den Punkt über dem Herzen und massieren Sie ihn sanft im Uhrzeigersinn, wenn Sie von oben auf Ihre Hand schauen.

Wenn Sie eine Angst auflösen möchten, können Sie den Satz "Obwohl ich diese Angst vor ... habe, liebe und akzeptiere ich mich so, wie ich bin" dreimal während der Massage wiederholen. Der Heilende Punkt hat eine heilende Funktion und durch die sanfte Massage und positive Affirmationen, können Sie Ihre Energetischen Fehlschaltungen korrigieren.

Ängste auflösen (Praxis) Beispiel

Jetzt lösen wir eine Angst auf. Nehmen wir mal die Angst öffentlich zu reden. Dein Klopfsatz lautet: Meine Angst öffentlich zu sprechen. Wichtig ist, dass Sie den Satz laut und deutlich aussprechen, dadurch kommen Sie besser in die Emotion.

Heilender Punkt: Auch wenn ich diese Angst davor habe, öffentlich zu sprechen, liebe und akzeptiere ich mich so wie ich bin. 3x wiederholen

Augenbraue: Meine Angst öffentlich zu sprechen, meine Angst öffentlich

zu sprechen, meine Angst öffentlich
zu sprechen.

Neben dem Auge: Meine Angst
öffentlich zu sprechen, meine Angst
öffentlich zu sprechen, meine Angst
öffentlich zu sprechen.

Unterhalb des Auges: Meine Angst
öffentlich zu sprechen, meine Angst
öffentlich zu sprechen, meine Angst
öffentlich zu sprechen.

Unter der Nase: Meine Angst
öffentlich zu sprechen, meine Angst
öffentlich zu sprechen, meine Angst
öffentlich zu sprechen.

Unter dem Mund: Meine Angst
öffentlich zu sprechen, meine Angst
öffentlich zu sprechen, meine Angst
öffentlich zu sprechen.

Unter dem Schlüsselbein: Meine
Angst öffentlich zu sprechen, meine

Angst öffentlich zu sprechen, meine Angst öffentlich zu sprechen.

Wir bleiben jetzt bei diesen Punkten und klopfen so lange, bis die Angst nicht mehr spürbar ist. Sie klopfen immer die Emotion, die jetzt im Vordergrund ist. Je spezifischer Sie den Satz formulieren, umso besser.

Der Satz kann sich während des Klopfens auch verändern, z.B. kann Angst mich zu blamieren oder Angst, dass andere mich auslachen hochkommen. Sie klopfen immer das, was für Sie im Vordergrund ist.

Wenn deine Angst nicht mehr spürbar ist, sind Sie fertig.

Die Handrückenserie

Jetzt kommen wir zu einem wichtigen Schritt in der MET-Klopftechnik: der Handrückenserie. Diese Methode beinhaltet das Klopfen an bestimmten Akupressurpunkten auf dem Handrücken, um Blockaden in den Energiebahnen zu lösen und die Energie im Körper zu stimulieren. Dafür benötigen wir einen weiteren Akupunkturpunkt, genau zwischen den Sehnen des kleinen und des Ringfingers auf dem Handrücken der linken und rechten Hand. Dieser Punkt, der als "Dreifacher Erwärmer" bezeichnet wird, ist Teil des Herz- und Lungenmeridians und hilft dabei, emotionale Prozesse und Regulation zu verbessern.

Während dieser Punkt beklopft wird, empfehle ich Ihnen, einige spezifische Augenbewegungen durchzuführen. Dazu gehört das geradeaus Richten Ihrer Augen, das

Schließen der Augen und tiefes Ein-
und Ausatmen, sowie das Schauen
ohne Kopfbewegung scharf nach
unten rechts und links. Dann
können Sie die Augen langsam in
eine Richtung kreisen lassen und
danach in die andere Richtung.
Diese Augenbewegungen haben
den Zweck bestimmte Bereiche des
Gehirns anzusprechen.

Es gibt bisher noch keine
wissenschaftlichen Belege darüber,
was genau im Gehirn während der
Handrückenserie passiert, aber die
Erfahrung zeigt immer wieder, dass
intensive Veränderungen stattfinden.
Ich empfehle die Handrückenserie
am Ende einer Klopfsequenz
einzusetzen, nachdem Sie
beispielsweise 10-15 Minuten ein
Thema behandelt haben.

3 Klopfvarianten

Möglichkeit 1:

Ich empfehle Ihnen, mit dem Heilenden Punkt und dem damit einhergehenden Obwohl-Satz zu beginnen. Wenn Sie zum Beispiel Angst haben, könnten Sie sagen: "Obwohl ich diese Angst vor... habe, liebe und akzeptiere ich mich so, wie ich bin." Bitte wiederholen Sie diesen Satz dreimal. Danach empfehle ich Ihnen, die Punkte 1 bis 6 zu beklopfen und dabei Ihren Klopfsatz zu verwenden: "meine Angst vor..." Bitte beklopfen Sie jeden Punkt etwa 10-15 Mal. Wenn es sich um die Nierenpunkte (da sie zum Nierenmeridian gehören) oder Schlüsselbeinpunkte (da sie unter den Schlüsselbeingelenken liegen) handelt, empfehle ich Ihnen, darauf zu achten, welche Veränderungen eintreten. Wenn sich das Gefühl verändert, zum Beispiel wenn die Angst weg ist und Ärger oder Trauer hochkommt, beklopfen Sie bitte selbstverständlich das neue Gefühl. Bitte tun Sie dies so lange, bis Sie sich in Bezug auf Ihr Problem neutral und friedlich fühlen.

Möglichkeit 2:

Ich schlage vor, dass Sie den Heilenden Punkt weglassen und sich nur auf die sechs Punkte konzentrieren. Wenn Sie zum Beispiel Angst haben, können Sie die Punkte nacheinander abklopfen und bei jedem Punkt Ihren Klopfsatz aussprechen: "meine Angst vor..." Auch bei dieser Methode empfehle ich Ihnen, bei Punkt 6 verweilen, sich die Situation vorzustellen, die die Angst auslöst und vielleicht die Augen zu schließen, um besser in Kontakt mit Ihren Gefühlen zu kommen. Spüren Sie genau nach, ob noch weitere Gefühle wie Ängste hochkommen. Machen Sie weiter, bis Sie merken, dass es gelöst ist.

Möglichkeit 3:

Ich empfehle Ihnen, ausschließlich die beiden Punkte 6 zu beklopfen. Angenommen Sie haben Stress im Büro, empfehle ich Ihnen, die beiden Punkte automatisch zu beklopfen und Ihr Problem zu benennen: "mein Stress". Bitte klopfen Sie so lange, bis das belastende Gefühl gelöst ist. Ich sehe die Punkte 6 als Notfalloption

an. Also, wenn es wirklich schnell gehen soll, empfehle ich Ihnen, einfach diese beiden Punkte zu beklopfen. Sie werden feststellen, dass die Belastung schnell heruntergeht. Wenn Sie den Wunsch haben, die anderen Punkte hinzuzufügen, können Sie das gerne tun. Dann empfehle ich Ihnen, das jeweilige Thema, hier z.B. Stress, so lange zu klopfen, bis Sie sich erleichtert fühlen.
Bitte gehen Sie nach Ihrem Gefühl. Dies sind Anregungen und Möglichkeiten, die Sie variieren können. Möglichkeit 1 empfehle ich Ihnen vor allem dann, wenn Sie sich einem längeren Thema widmen (Vergangenheit aufräumen). Wenn Sie die Punkte 1 bis 6 beklopfen möchten, tun Sie das. Wenn es schnell gehen soll, empfehle ich Ihnen die Möglichkeit 3. Dann gehen Sie sofort auf die Punkte 6, "mein Genervtsein, mein Ärger" oder was auch immer. Sie werden

später damit spielen und genau wissen, wann welche Möglichkeit gut für Sie ist. Die Lieblingsvariante ist bei vielen die Möglichkeit 3, weil sie die schnellste ist.

Die Thymusdrüse

Die Thymusdrüse ist ein wichtiger Teil unseres Immunsystems, das uns vor Krankheiten schützt. Es befindet sich hinter dem Brustbein in der Brust und wächst am meisten in der Kindheit. Die Thymusdrüse produziert Zellen namens T-Zellen,

die dafür sorgen, dass unser Körper
Eindringlinge erkennt und bekämpft.
Wenn unser Körper eine Krankheit
oder einen Virus erkennt, senden
die T-Zellen Signale an andere
Zellen im Körper, um zu helfen, die
Krankheit zu bekämpfen.

Die Thymusdrüse produziert auch
ein Protein namens Thymosin, das
die Immunantwort unterstützt und
hilft, T-Zellen zu reifen. Wenn die
Thymusdrüse nicht richtig
funktioniert, kann es zu Problemen
mit dem Immunsystem kommen, die
Muskelschwäche und
Atemprobleme verursachen können.
In manchen Fällen kann es
erforderlich sein, die Thymusdrüse
zu entfernen, aber das kann die
Immunantwort beeinträchtigen und
das Risiko von Infektionen erhöhen.

Es ist wichtig, die Gesundheit der
Thymusdrüse zu überwachen und

gegebenenfalls Behandlungsoptionen in Betracht zu ziehen, um mögliche Probleme frühzeitig zu erkennen und zu behandeln. Eine gesunde Lebensweise, ausreichende Nährstoffzufuhr und gegebenenfalls alternative Therapieformen können dazu beitragen, die Gesundheit der Thymusdrüse und des gesamten Immunsystems zu unterstützen.

Übung für die Thymusdrüse

Setzen Sie sich bequem hin (Sie können auch liegen). Beklopfen Sie im Dreiviertel Tackt die Thymusdrüse und sprechen Sie folgenden Satz laut aus. Ich liebe, glaube, vertraue, bin dankbar und mutig. Machen Sie das täglich 1-2 Minuten bevor Sie aufstehen. Sie werden bemerken, dass sich Ihr Immunsystem verbessert und Sie mit viel mehr Energie in den Tag starten.

Häufig gestellte Fragen

F: Ist es unbedingt notwendig, bei jeder Selbstbehandlung eine Skala von 0 bis 10 zur Einschätzung der Belastung in Bezug auf das emotionale Thema zu verwenden?

A: Es ist nicht unbedingt erforderlich, jedes Mal in der

Selbstbehandlung eine Skala von 0 bis 10 zur Einschätzung der Belastung in Bezug auf das emotionale Thema zu verwenden. Es kann jedoch hilfreich sein, um den Fortschritt zu verfolgen und zu bestimmen, wann das Gefühl gelöst ist. Es hängt letztendlich von Ihnen ab, ob Sie die Skala verwenden möchten oder nicht. Es ist wichtig, dass Sie sich wohl fühlen und sich auf Ihre Gefühle konzentrieren, während Sie die MET-Klopftechnik anwenden.

F: Gibt es eine so genannte Erstverschlimmerung beim Klopfen?

A: Es gibt Fälle, in denen Menschen, die die MET-Klopftechnik anwenden, eine Erstverschlimmerung erleben, bevor sie eine Linderung ihrer Symptome erfahren. Dies kann durch die Verarbeitung und das Aufsteigen von belastenden Emotionen und

Erinnerungen verursacht werden. Dies ist jedoch normal und gilt als ein gutes Zeichen, da es bedeutet, dass die Technik wirkt und dass die belastenden Gefühle verarbeitet werden. Es ist wichtig zu beachten, dass jeder Mensch unterschiedlich auf die Klopftechnik reagieren kann und es ist wichtig sich in jedem Fall von einem qualifizierten Therapeuten oder Coach beraten zu lassen, bevor Sie mit der Anwendung beginnen.

F: Ist es für den Erfolg der Heilung von entscheidender Bedeutung, den exakt richtigen Satz zu wählen?

A: Es ist nicht unbedingt von entscheidender Bedeutung, den exakt richtigen Satz zu wählen, um eine Heilung zu erreichen. Der Prozess der Heilung beinhaltet die Verarbeitung und Auflösung von belastenden Emotionen und Erinnerungen, und es geht darum, die richtige Intention und den richtigen Ansatz zu haben. Es ist wichtig, dass der Satz, den man wählt, authentisch und auf das individuelle Problem bezogen ist und dass man sich auf seine Gefühle und Emotionen konzentriert, während man die Klopftechnik anwendet. Es ist auch wichtig, dass man sich von einem qualifizierten Therapeuten oder Coach beraten lässt, um sicherzustellen, dass die Technik richtig und sicher angewendet wird.

F: Muss ich alle Punkte bis zum Ende klopfen, wenn während des Beklopfens nach nur zwei oder drei Punkten das ursprüngliche Thema nicht mehr vorhanden ist und ein neues Thema im Vordergrund steht?

A: Es ist nicht unbedingt notwendig, alle Punkte bis zum Ende zu klopfen, wenn das ursprüngliche Thema nicht mehr vorhanden ist und ein neues Thema im Vordergrund steht. Es ist wichtig, dass Sie sich auf Ihre Gefühle und Emotionen konzentrieren und auf die Veränderungen achten, die während des Beklopfens auftreten. Wenn ein neues Thema auftaucht, kann es sinnvoll sein, dieses Thema zu bearbeiten und die Klopftechnik darauf auszurichten.

F: Kann ich körperliche Schmerzen auch beklopfen?

A: Ja, es ist möglich körperliche Schmerzen mit der MET-Klopftechnik zu behandeln. Es gibt viele Fälle, in denen körperliche Schmerzen durch emotionale Belastungen verursacht werden und durch die Verarbeitung und die Auflösung dieser Belastungen, kann die Klopftechnik dazu beitragen, den Schmerz zu lindern.

Abschlussworte

Ich freue mich sehr, dass Sie es bis hierhin geschafft haben. Ich bin überzeugt davon, dass Sie bereits viel erreicht haben und tief in die Welt der energetischen Psychologie eingetaucht sind. Mit der MET-Klopftherapie haben Sie ab jetzt die Möglichkeit, Ihr Leben selbst in die Hand zu nehmen.

Gerne stehe ich Ihnen für Fragen zur Verfügung. Einzelcoaching können Sie ebenfalls mit mir vereinbaren, per Videocall bequem von zu Hause aus.

Schicken Sie mir eine persönliche Nachricht an: info@andi-zingerle.com

Weitere Informationen finden Sie auf meiner Website: www.andi-zingerle.com

Ich wünsche Ihnen alles Gute und hoffe, dass wir uns bald sehen werden.

Mit freundlichen Grüßen

Andreas Zingerle
MET-Coach®